AF312983

# DOCUMENTS

PRÉSENTÉS AU CORPS MÉDICAL

POUR ÉTABLIR LES PROPRIÉTÉS DU

## VINAIGRE

## ANTISEPTIQUE ET HYGIÉNIQUE

### De J.-A. PENNÈS

PHARMACIEN - CHIMISTE

Membre de la Société française d'hygiène, de Paris,
Membre correspondant de la société de pharmacie de Madrid
et de l'Union pharmaceutique Belge.

## A PARIS.

PREMIÈRE ÉDITION

1878

Paris, le 16 avril 1878.

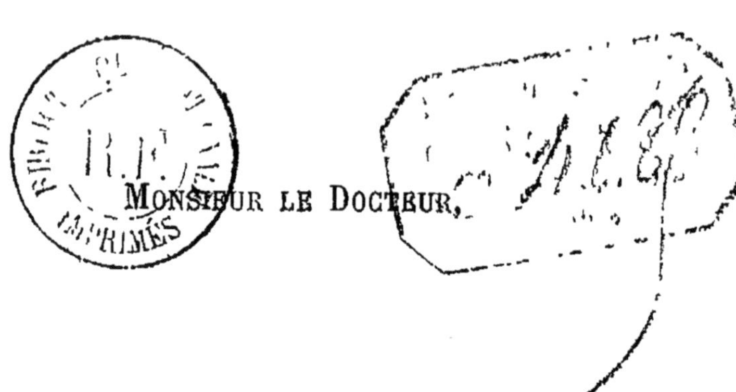

Monsieur le Docteur,

D'après les nombreux travaux présentés en 1876 et 1877, aux sociétés savantes, jamais le monde éclairé n'avait été mieux disposé à étudier les moyens de se préserver des maladies contagieuses, ou du moins, de leur opposer des produits prophylactiques.

Les épidémies, qui s'étaient montrées déjà sous les formes redoutables de *choléra*, *peste*, *typhus* et *vomito negro* avaient bien motivé de nombreuses applications sanitaires, mais depuis quelque temps, il est survenu en Europe et même en France, sous nos yeux, d'autres épidémies, beaucoup moins graves (*Diphtérie*, *Fièvres éruptives*, *Miasmatiques et Typhoïdes*, *variole*, etc.), qui ont fait cependant assez de victimes pour réveiller l'attention générale et provoquer de nouvelles recherches afin d'en diminuer le danger.

Différents composés, chimiques, pharmaceuti-
ques et hygiéniques ont été offerts pour atteindre
ce but, mais comme ils n'ont pas répondu à toutes les espérances qu'on avait conçues, j'ai voulu
à mon tour, après de nombreuses et patientes
recherches, offrir au Corps médical, seul juge
compétent, un Vinaigre spécial, auquel j'attribue
des *propriétés antiseptiques* ou *antiputrides*, qui
viennent d'être reconnues et constatées à l'Ecole
pratique des Facultés de Médecine de *Paris*, de
*Montpellier*, de *Lyon*, de *Nancy*; des Ecoles pré-
paratoires de Médecine de *Rouen* et de *Dijon*,
en conservant des sujets et des pièces anatomiques ou zoologiques, sous les formes les plus
avantageuses pour l'étude.

Plusieurs professeurs et chefs des services de
médecine et de chirurgie ont bien voulu autoriser de leur côté une expérimentation de ce même
produit dans TRENTE-TROIS ÉTABLISSEMENTS SANI-
TAIRES OFFICIELS, afin de juger de son efficacité
et de son utilité au point de vue plus étendu de
la thérapeuthique médicale et chirurgicale; les
résultats de leurs savantes expérimentations ou
observations se |trouvent reproduits, dans cette
notice, sous la forme abrégée, sans doute, mais
avec toutes les indications voulues, pour que
votre jugement puisse se former sur la valeur du
produit.

Ainsi donc, ce vinaigre antiseptique (à base
d'*acide salicylique*, d'*alumine*, de *benjoin* et d'*eu-*

*calyptol*), dont la formule a été soumise au jugement de l'Académie de Médecine de Paris, après avoir été déposée conformément à la loi au Ministère de l'agriculture et du commerce, le 21 janvier 1877, après avoir été d'autre part, expérimenté avec succès par un aussi grand nombre de professeurs et de chefs de services sanitaires, peut être considéré par vous comme un composé hygiénique et thérapeutique, qui mérite votre attention.

Dans cette espérance, je vous prie d'agréer,
Monsieur le Docteur,
l'expression de mes sentiments respectueux.

# DOCUMENTS SCIENTIFIQUES

## QUI CONSTATENT

## LES PROPRIÉTÉS SPÉCIALES DU

# VINAIGRE ANTISEPTIQUE ET HYGIÉNIQUE

## DE J.-A. PENNÈS

---

### A l'Hôpital de l'Hôtel-Dieu.

M. RICHET, *professeur de clinique chirurgicale à la Faculté de Paris et vice-président de l'Académie de médecine*, a déclaré ce qui suit :

« J'ai expérimenté le vinaigre de Pennès à l'Hôtel-
« Dieu. J'ai donné le résultat satisfaisant de mes obser-
« vations à la Commission des remèdes nouveaux. »

### A l'Hôpital de la Charité.

M. TRÉLAT, *professeur de pathologie externe à la Faculté et membre de l'Académie de médecine de Paris.*

« Je considère le vinaigre de Pennès comme un
« excellent désinfectant atmosphérique, comme un bon
« désinfectant des plaies odorantes ou putrides, en

« l'employant mélangé d'eau dans la proportion des
« trois quarts ou des quatre cinquièmes (eau 4, vi-
« naigre 1) ; je réserve mon opinion sur la valeur de ce
« produit dans les pansements des plaies récentes, chi-
« rurgicales ou accidentelles. »

### A l'Hôpital de la Charité.

M. LABOULBÈNE, *professeur agrégé de la Faculté et
membre de l'Académie de Médecine de Paris.*

« Le vinaigre désinfectant de Pennès, à base d'acide
« salicylique, est une préparation utile par ses pro-
« priétés antiseptiques et son efficacité constante dans
« les cas déterminés. »

### A l'Hôpital de la Pitié.

M. VERNEUIL, *professeur de Clinique chirurgicale à
la Faculté de Paris et membre de l'Académie de
Médecine,* se résume par ces quelques mots :

« J'ai constaté les propriétés désinfectantes et anti-
« septiques du vinaigre de Pennès, dans mon service
« à l'hôpital de la Pitié. J'en parlerai et je l'utiliserai
« quand l'occasion favorable se présentera. »

### A l'Hôpital de Beaujon.

M. Léon LEFORT, *professeur de chirurgie opéra-
toire à la Faculté de Paris et membre de l'Académie
de Médecine.*

« Ayant déjà expérimenté le vinaigre de Pennès,
« pendant l'été de 1877 et ayant constaté alors ses
« propriétés désinfectantes, j'ai bien voulu à la ren-
« trée des élèves, reprendre l'expérimentation de ce

« produit dans mon service de l'hôpital Beaujon, afin
« de juger de son efficacité dans le pansement des
« plaies et des ulcères.

« Les résultats obtenus m'ont paru satisfaisants,
« surtout pour les *plaies atoniques.* »

### A l'Hôpital de Beaujon.

M. GILLETTE, *chirurgien des hôpitaux de Paris,
ancien prosecteur de la Faculté de Médecine de Paris*
a voulu également expérimenter ce produit antiseptique dans le service de Dolbeau, à Beaujon.

Voici le résumé de son expérimentation :

« D'après le petit nombre d'observations que j'ai
« déjà recueillies et les résultats satisfaisants que j'ai
« obtenus, je pense que le vinaigre de Pennès pourra
« remplacer avec un certain avantage dans le traite-
« ment des *plaies accidentelles* ou *d'amputations,* la
« plupart des autres liquides antiseptiques. »

### A l'Hôpital Necker.

M. POTAIN, *professeur de clinique médicale à la Faculté de Médecine de Paris,* donne l'appréciation
suivante :

« Le vinaigre de Pennès a été employé dans mon
« service, à l'hôpital Necker. Il m'a paru constituer
« un des désinfectants les meilleurs dont nous puis-
« sions disposer et celui qu'on emploiera le plus vo-
« lontiers contre les exhalaisons putrides, étant lui-
« même d'une odeur assez agréable. »

### A l'Hôpital Saint-Antoine.

M. BALL, *professeur de clinique des maladies mentales à la Faculté de médecine de Paris.*

« Le vinaigre de Pennès, à base d'acide salicylique,
« a été expérimenté dans mon service de l'hôpital
« Saint-Antoine, comme désinfectant, et je reconnais
« que les résultats obtenus sont favorables à l'usage
« de ce produit antiseptique, qui répand une odeur pé-
« nétrante des plus agréables. »

### A l'Hôpital Saint-Antoine.

M. DUJARDIN-BEAUMETZ, *médecin de l'hôpital
Saint-Antoine, à Paris :*

« J'ai expérimenté dans mon service à l'hôpital
« Saint-Antoine le vinaigre antiseptique de Pennès et
« je n'ai eu qu'à me louer de ce désinfectant, qui jouit
« d'une odeur agréable et qui remplace fort avanta-
« geusement les solutions d'acide phénique, mises en
« usage jusqu'à ce jour. »

### A l'Hôpital Lariboisière.

M. MAURICE RAYNAUD, *professeur agrégé de la Faculté de Médecine de Paris et médecin de l'hôpital
Lariboisière :*

« J'ai expérimenté dans mon service de l'hôpital
« Lariboisière le vinaigre antiseptique de Pennès, et
« je suis aujourd'hui en mesure d'en attester les bons
« effets. Dernièrement encore, j'ai pu faire disparaître
« instantanément l'odeur horrible qui s'exhalait d'une
« *plaie gangréneuse* de la jambe. J'ai également em-

« ployé avec avantage cette préparation dans des cas
« de *cancer* de l'utérus avec écoulement sanieux. Ce
« produit nouveau me paraît devoir prendre place
« parmi les meilleurs désinfectants. »

### A l'Hôpital Saint-Louis.

M. Ernest BESNIER, *médecin de l'hôpital Saint-
Louis et secrétaire général de la Société médicale
des hôpitaux de Paris :*

« Le vinaigre de Pennès est un excellent désinfec-
« tant d'hôpital, très-agréable aux malades, qui le
« préfèrent, cela est aisé à comprendre, à toutes les
« préparations phéniquées. »

### A l'Hôpital Cochin.

M. Armand DESPRÉS, *professeur agrégé de la Faculté de Médecine de Paris,* a expérimenté dans son
service de chirurgie, à l'hôpital Cochin, le vinaigre
antiseptique de Pennès dans le but de se rendre un
compte exact de sa valeur comme moyen de pansement des plaies fétides ou des ulcères *cancéreux.* Voici
ce qu'il en dit :

« Les résultats obtenus avec le vinaigre de Pennès me
« permettent de croire que ce nouveau produit théra-
« peutique et hygiénique remplacera avantageusement
« le *coaltar,* le *permanganate de potasse* et les *diverses*
« *préparations phéniquées,* car il réunit en lui leurs
« différentes propriétés sans présenter les inconvé-
« nients qui résultent de leur emploi et qui sont trop
« connus des praticiens pour être cités dans ce très-
« court résumé de mes observations. »

### A l'Hôpital Cochin.

**M. LUCAS-CHAMPIONNIÈRE,** *chirurgien de l'hôpital
Cochin, à Paris.*

« J'ai expérimenté sur des *plaies très-fétides avec*
« *lambeaux gangréneux* les lotions avec l'eau addi-
« tionnée de vinaigre antiseptique de Pennès. J'ai
« prescrit après quelques *accouchements* des injec-
« tions et des lavages pour des *lochies fétides* avec
« l'eau additionnée du même vinaigre et j'ai trouvé
« dans les deux cas indiqués que cette substance était
« un bon désinfectant, laissant une odeur agréable. »

### A l'Hôpital des Enfants.

**M. DE SAINT-GERMAIN,** *chirurgien de l'hôpital des
Enfants malades et secrétaire général de la Société
de chirurgie, à Paris :*

« J'ai expérimenté le vinaigre antiseptique de Pen-
« nès et j'ai été très-satisfait de ses propriétés désin-
« fectantes. Ce produit me paraît digne d'être classé
« au rang des meilleurs médicaments employés jus-
« qu'ici dans le même but. »

### A la Maison municipale de santé de Paris.

**M. MARC SÉE,** *professeur agrégé, et chef des travaux
anatomiques de la Faculté de Médecine, chirurgien
de la Maison municipale de santé de Paris, s'ex-
prime ainsi :*

« J'ai fait injecter cinq litres de la préparation
« antiseptique de Pennès, dans les artères d'un sujet
« de l'*École pratique de médecine,* et je me suis assuré

« qu'au BOUT DE QUARANTE-HUIT JOURS ce sujet n'a
« offert aucune trace de putréfaction.

« Je me suis également servi de ce même vinaigre
« en pulvérisation dans les salles de la Maison Muni-
« cipale de santé, et je reconnais qu'il désinfecte très-
« rapidement l'air et les pièces de pansement. »

### A l'Hôpital Temporaire de Paris.

M. NICAISE, *professeur agrégé de la Faculté de
Médecine et chirurgien de l'hospice de Bicêtre, à Paris.*

« Le vinaigre de Pennès est un bon désinfectant,
« utile dans le pansement des plaies et des ulcères,
« ainsi que j'ai pu le constater dans mon service de
« l'Hôpital temporaire. Il peut être employé en pul-
« vérisation, comme les autres antiseptiques. »

### A l'Hospice de la Salpétrière.

M. PÉRIER, *professeur agrégé de la Faculté de
médecine de Paris,* a commencé, le 19 décembre dernier, dans son service de chirurgie, à la Salpêtrière,
une expérimentation qui a donné déjà de bons résultats et qui sera suivie, afin de savoir si le vinaigre
antiseptique de Pennès doit rendre les services qu'on
peut en attendre pour quelques affections si communes
chez les vieillards.

### A l'Hôpital spécial du Midi.

M. MAURIAC, *médecin de l'hôpital du Midi :*

« J'ai expérimenté le vinaigre antiseptique, qui est
« préparé par M. Pennès, pharmacien à Paris. Les ré-
« sultats obtenus dans mon service de l'hôpital du
« Midi ont été assez heureux et assez nombreux pour

« me permettre de considérer ce produit comme un
« *désinfectant*, un *détersif* et un *cicatrisant* des plus
« efficaces, qui mérite l'attention du corps médical.
« Je dois ajouter que, je l'ai utilisé principalement
« pour les pansements à demeure, c'est-à-dire en l'é-
« tendant plus ou moins dans l'eau, suivant les cas
« présentés, pour l'employer en embrocations ou
« compresses de charpie. Il m'a procuré l'avantage
« de guérir très-rapidement des *plaies et ulcérations*
« *syphilitiques.* En résumé, ce vinaigre est un agent
« thérapeutique dont la formule est parfaitement
« conçue. »

### A l'Hôpital de Lourcine.

**M. L. MARTINEAU,** *médecin de l'hôpital spécial de
Lourcine, et vice-secrétaire de l'association générale
des médecins de France,* avait trente-trois observations à donner. Il a pensé que les trois suivantes suf-
firaient bien pour éclairer le jugement du lecteur
sur les propriétés particulières du vinaigre antiseptique de Pennès :

### SALLE SAINT-LOUIS, 42.

#### CHANCRES MOUS. — AUTO-INOCULATION.

Obs. I. — X..., 23 ans, passementière, entrée le
10 juillet 1877. Un mois avant son entrée à l'hôpital,
la malade remarqua une grosseur sur la grande lèvre
droite. Aujourd'hui, on constate sur cette lèvre qui
est tuméfiée, gonflée, une ulcération de la largeur
d'une pièce de un franc, à bords nettement découpés,
à fond rouge, granuleux, suppurant abondamment ;
elle est le siége d'une très-vive démangeaison. Au-
dessus et au-dessous, on trouve deux autres ulcéra-

tions du volume d'une lentille, en forme de godet, à fond jaunâtre et granuleux, à bords lissés et taillés à pic. A la partie interne, sur un point correspondant à l'ulcération de la grande lèvre droite, il existe une autre ulcération à bords saillants, fond rougeâtre granuleux suppurant abondamment ; ulcération allongée ellipique. Au-dessus et au-dessous deux petites ulcérations correspondant à celles de la grande lèvre. Adénite inguinale à droite. Aucune trace de syphilis sur le corps. Dès le 13 juillet, cette malade est soumise au traitement suivant : tous les trois jours, pulvérisation ou projection avec le vinaigre de Pennès. Le 21, les ulcérations commencent à se recouvrir de bourgeons charnus, la suppuration est moins abondante. A partir du 4 août, outre la pulvérisation qui a lieu, en ce moment, tous les jours, la malade est pansée avec de la charpie imbibée du même vinaigre. Ce pansement est renouvelé 3 à 4 fois par jour. Ce pansement est douloureux pendant cinq à dix minutes. Le 11 août, les chancres de la lèvre droite se rétrécissent, ainsi que ceux situés sur la cuisse ; la cicatrisation a fait de grands progrès depuis que les pansements ont été plus multipliés. Le 1er septembre, la *cicatrisation* est *complète.* Aucune trace de manifestations syphititiques sur la peau et sur les muqueuses.

### SALLE SAINT-ALEXIS, 12.

#### CHANCRE INDURÉ. — VULVO-VAGINITE.

Obs. II. — X..., 33 ans, entrée le 6 août 1877. Trois semaines avant son entrée, bouton sur la petite lèvre gauche ; aujourd'hui chancre unique, à base indurée ; œdème considérable de la petite lèvre ;

pléiade ganglionnaire dans les aînes ; vagin et vulve rouges purulents, chauds ; granulations vaginales ; métrite du col. A partir du 12 août, on fait tous les jours sur le chancre, sur la vulve, dans l'urèthre et dans le vagin des projections ou pulvérisations avec le vinaigre antiseptique, préparé, comme nous l'avons dit ci-dessus, par M. Pennès. Le chancre est pansé avec de la charpie imbibée du même vinaigre. Ces pansements sont douloureux pendant cinq à dix minutes : cuisson, brûlure. Le 16 août, l'ulcération chancreuse est moins profonde ; les bords moins saillants, moins déchiquetés ; la vulve est moins rouge, moins douloureuse ; le vagin moins chaud, moins purulent ; la rougeur est moins accusée : la miction est moins douloureuse. Le 27 août, œdème moins prononcé de la petite lèvre ; ulcération du volume d'une pièce de vingt centimes ; fond presque au niveau de la muqueuse : aspect vernissé ; papilles moins saillantes — *vulvite guérie.* — Vagin peu coloré, douloureux ; sécrétion de moins en moins abondante au niveau du cul de sac. Le 5 septembre, ulcération presque cicatrisée — *vaginite guérie.*— Le 8 septembre, début des accidents secondaires ; syphilide papulo-érythémateuse sur la figure, sur le tronc ; adénite cervicale. On commence alors le traitement hydrargirique.

## SALLE SAINT-ALEXIS, 33.

### VAGINITE AIGUE BLENNORRHAGIQUE.

OBS. III. — X..., 21 ans, entrée le 28 août 1877. Depuis un mois et demi, taches jaunes et vertes sur la chemise, cuisson en urinant. Aujourd'hui, glandes vulvo-vaginales tuméfiées ; rougeur érythémateuse au niveau de leur orifice avec boursouflure de cet orifice d'où s'écoule par la pression un liquide purulent ; vulve rouge, enflammée recouverte d'un liquide purulent ; vagin chaud, suppuration au niveau du cul-de-sac (papilles de la muqueuse hypertrophiées et rouges). Tous les jours la malade est soumise à la projection ou pulvérisation avec le vinaigre antiseptique de Pennès. Le 5 septembre, le vagin est moins chaud, moins purulent, moins douloureux ; les papilles sont aussi apparentes et rouges ; pas de douleur en urinant ; la vulve est moins rouge ; la guérison est complète le 20 septembre.

### A l'Institution de Sainte-Périne

M. DESCROIZILLES, *médecin des hôpitaux de Paris :*

« J'ai eu plusieurs fois l'occasion de me servir du
« vinaigre de Pennès, en injections dans les cas de
« *leucorrhée chronique,* extrêmement fétide. Dans
« l'un de ces cas, il y avait en même temps *cancer du*
« *col de l'utérus.* J'ai constaté qu'il y avait, après
« chaque injection, une diminution notable de l'odeur
« des pertes.

« Je crois donc pouvoir dire que ce vinaigre est un
« très-bon désinfectant, qu'on peut recommander en
« toute sûreté et qui mérite d'être soigneusement ex-
« périmenté, afin d'en répandre l'usage dans l'intérêt
« général. »

### A l'Infirmerie spéciale de Saint-Lazare.

M. CHÉRON, *docteur ès sciences et médecin de la Maison spéciale de Saint-Lazare :*

« Le vinaigre antiseptique salicylé, qui nous a été
« remis par M. Pennès, a été employé par nous à

« Saint-Lazare, dans un certain nombre de *chancres*
« *simples*, d'*ulcérations fongüeuses du. col de l'utérus*
« et de *lupus de la vulve.* Le résultat a été le même
« dans chaque cas, l'ulcère a été promptement détergé
« et désinfecté, la suppuration a été tarie et la cicatri-
« sation a été hâtée. »

## A la Clinique de l'institution des Sourds-Muets.

M. LADREIT DE LA CHARRIÈRE, *médecin en chef
de l'Institution des Sourds-Muets, à Paris* :

« J'ai expérimenté dans mon service le vinaigre de
« Pennès. J'ai constaté ses propriétés antiseptiques
« et désinfectantes dans un certain nombre de cas
« d'*otorrhées purulentes, très-fétides.* Il a fait immé-
« diatement cesser la mauvaise odeur, et les lésions
« de l'oreille moyenne et du conduit auditif n'ont pas
« tardé à se modifier avantageusement. »

## A l'École pratique de la Faculté de Médecine de Paris.

M. BROCA, *professeur de clinique chirurgicale de
la Faculté de Paris, et membre de l'Académie de médecine,* désirant favoriser toutes les tentatives utiles
au progrès de la science, a bien voulu permettre de
préparer dans son laboratoire d'anthropologie, quelques pièces d'anatomie comparée à l'aide du vinaigre
spécial de Pennès. — Le résultat obtenu lui a paru
assez satisfaisant pour autoriser le dépôt de ces mêmes
pièces parmi ses collections; l'une d'elles (un cer-
veau très-mou), a été durcie notablement après une
macération de 20 minutes dans ce même vinaigre
pur.

Jusqu'à présent les couleurs primitives et naturelles de ces différentes pièces se trouvent conservées et ne manqueront pas d'appeler l'attention des anatomistes, si elles peuvent se maintenir.

### A la société de Chirurgie de Paris.

M. PANAS, *président de la Société de chirurgie de Paris et membre de l'Académie de médecine*, a autorisé, le 26 décembre 1877, la présentation de deux pièces d'anatomie comparée, préparées à l'aide du vinaigre de Pennès et paraissant très-bien réussies.

La Société a invité M. HOUEL, *professeur agrégé de la Faculté et conservateur des Musées anatomiques*, de lui faire un rapport à cette occasion, quand le moment sera venu, c'est-à-dire lorsqu'il se sera écoulé un temps suffisant pour juger de l'état de leur conservation.

### A l'École pratique de la faculté de médecine de Lyon.

M. PAULET, *professeur d'anatomie de la faculté mixte de médecine et de pharmacie de Lyon*

« Ayant été frappé des résultats obtenus à l'École
« pratique de Paris avec le vinaigre de Pennès, j'ai
« voulu réunir les conditions les plus rigoureuses,
« pour savoir quel parti je pourrais tirer des pro-
« priétés spéciales de ce produit, et voici comment
« j'ai cru devoir procéder :

« Le 6 janvier 1878, j'ai fait injecter deux sujets
« anatomiques avec ce nouveau liquide conservateur;
« je les ai fait placer à l'air dans une salle où le feu
« a été entretenu, afin d'y maintenir une douce tem-

« pérature. *Depuis cette date jusqu'au trente et un*
« *mars* (QUATRE-VINGT-TROIS JOURS) *leur conservation*
« *a été parfaite.* Ce résultat rapproché de ceux qui ont
« été déjà obtenus dans quelques autres services,
« permettra de penser que les élèves pourront y trou-
« ver le moyen de faciliter leurs études anatomiques. »

Je n'hésite pas à considérer cette expérience comme
concluante et à déclarer que le vinaigre de Pennès est
un excellent agent de conservation.

### A l'Hôtel-Dieu de Montpellier.

M. COURTY, *professeur de clinique chirurgicale à la
faculté de médecine de Montpellier, a fait de son
côté une expérimentation de ce produit dont voici
le résumé :*

« J'ai expérimenté le vinaigre de Pennès dans mon
« service; en pulvérisation, pendant les *opérations et*
« *le pansement des plaies;* en *injections profondes*
« *par l'intermédiaire de drains et en lotions fréquem-*
« *ment répétées.* J'ai voulu l'essayer aussi comme
« agent de conservation des pièces pathologiques.
« Sitôt que j'en aurai le temps, je publierai le détail
« de mes observations.

« Quant au résultat général, il me paraît aujour-
« d'hui décisif : ce vinaigre spécial est un BON DÉSIN-
« FECTANT, ayant sur les autres agents du même genre
« l'avantage de n'avoir pas d'odeur désagréable et de
« ne pas répugner aux malades; il m'a paru être aussi
« un EXCELLENT AGENT DE CONSERVATION, dont les
« propriétés ont été déjà utilisées dans mon labora-
« toire pour l'étude des *pièces d'anatomie patholo-*
« *gique.* »

## A l'École pratique de la Faculté de médecine de Nancy.

M. MOREL, *professeur d'anatomie de la Faculté de médecine de Nancy :*

« J'ai fait injecter, le 14 janvier dernier, un sujet
« avec le liquide antiseptique, qui a été préparé et
« envoyé par M. Pennès, pharmacien de Paris, et je
« dois dire que la conservation a été parfaite jusqu'au
« jour de la dissection, hâtée en raison seulement
« des exigences des élèves.

« Ce produit nouveau me paraît offrir un sérieux
« avantage pour conserver longtemps des cadavres
« dans l'amphithéâtre de Nancy. »

## A l'École préparatoire de médecine de Rouen.

M. BLANCHE, *professeur de matière médicale et de thérapeutique, à l'École de Médecine de Rouen :*

« Les propriétés antiseptiques, attribuées au vinai-
« gre de Pennès, m'ayant paru justifiées par les élé-
« ments qui entrent dans sa composition, j'ai voulu
« m'en servir pour conserver quelques pièces zoolo-
« giques,

« D'après les résultats que j'ai obtenus, je me crois
« autorisé à dire que, ce nouveau liquide conservateur
« pourra rendre de véritables services à la science. »

### A l'hôpital général de Dijon.

M. DEROYE, *professeur suppléant à l'École prépara-toire de Médecine et médecin-adjoint de l'Hôpital général, à Dijon.*

« J'ai expérimenté le vinaigre antiseptique dont la
« formule a été déposée au ministère de l'Agriculture

« et du Commerce par M. Pennès, pharmacien à Paris.

« Il a été employé avec avantage dans les cas sui-
« vants :

« 1° Pour faire disparaître l'odeur fétide, provenant
« de la *sueur*, et cela bien entendu, sans que la sécré-
« tion sudorale ait été abolie ;

« 2° Pour combattre l'odeur repoussante de l'*urine*
« *des malades* qui étaient atteints de *rétention* et que
« j'étais obligé de sonder ;

« 3° Pour combattre l'odeur plus repoussante en-
« core du *liquide sanieux* qui provenait d'un *corps*
« *fibreux* en voie d'élimination.

« 4° Pour conserver des sujets, destinés aux études
« anatomiques des élèves de l'École préparatoire de
« médecine de Dijon, en procédant comme il est dit
« ci-après :

« Une canule a été fixée d'un côté dans l'artère
« carotide primitive et l'autre côté aboutissait à un
« tube de caoutchouc, relié à une cloche en verre ; le
« réservoir a été placé à un mètre environ au-dessus
« de la table sur laquelle était placé le sujet, et en fort
« peu de temps l'absorption de ce liquide conserva-
« teur fût complète. Depuis le 25 octobre jusqu'à ce
« jour, 24 décembre, le temps a été généralement
« doux et très-humide et la putréfaction devait être
« d'autant plus hâtive ; quoiqu'il en soit, le sujet en
« question s'est parfaitement conservé. Le 10 décem-
« bre, j'ai pu m'assurer près des étudiants, qui ont
« commencé à disséquer ce sujet, que les muscles
« étaient en bon état ; ils avaient seulement subi une
« décoloration, mais leur résistance était assez grande
« pour permettre de bonnes préparations anatomi-
« ques.

« *Deux mois après l'injection* le tronc de ce sujet
« qui n'avait pas été ouvert, non-seulement ne déga-
« geait aucune odeur cadavérique, mais bien au con-
« traire, il exhalait une légère odeur aromatique; en
« résumé, je crois le vinaigre Pennès appelé à rendre
« de véritables services pour l'enseignement de l'ana-
« tomie dans toutes les écoles où les sujets sont rares.
« La seule précaution que je crois devoir signaler, c'est
« de ne laisser aucune partie du sujet en contact avec
« des liquides, car à ce niveau, les tissus se ramolli-
« raient et se désagrégeraient. On doit aussi éviter
« l'emploi des vases métalliques pour contenir et in-
« troduire ce liquide, car la réaction acide sur les
« métaux le pourrait dénaturer et changer la couleur
« des muscles.

« Les résultats obtenus me font dire que ce produit
« rendra de nombreux services lorsqu'il sera employé
« en bains, lotions, injections et pulvérisations, sui-
« vant les indications voulues pour chaque cas parti-
« culier. Assurément, pour les soins habituels et
« hygiéniques du corps, le vinaigre de Pennès sera
« préférable à tant d'autres liquides, plus ou moins
« aromatiques, car il réunit véritablement l'utile à
« l'agréable. Mais ce qui paraît beaucoup plus impor-
« tant, c'est la conservation parfaite qu'il assure pen-
« dant SOIXANTE JOURS pour les sujets destinés aux
« travaux de l'anatomie ainsi que j'ai pu le constater. »

### A l'Hôpital de Semur (Côte-d'Or).

M. le D<sup>r</sup> DE CHAMBURE a écrit ce qui suit, après
expérimentation faite dans son hôpital :

« Le vinaigre de Pennès est le plus actif et le plus
« agréable désinfectant que je connaisse. Je l'ai uti-

« lisé en injections et en pulvérisations pour quel-
« ques cas D'OZÈNE et il m'a été possible de faire dis-
« paraître très-rapidement l'odeur fétide, qui s'exha-
« lait des fosses nasales de ces malades. J'avais eu
« soin d'étendre ce liquide dans l'eau avec les propor-
« tions au 20ᵐᵉ (du volume d'eau) afin qu'il ne fût pas
« possible de le confondre avec tant d'autres prépara-
« tions déjà connues et qui agissent seulement en
« masquant la mauvaise odeur sans la détruire, ou
« bien qui la détruisent en laissant des traces fort dé-
« plaisantes sur la peau, tel que le permanganate de
« potasse.

« Ce vinaigre antiseptique me paraît appelé à de
« nombreuses applications en Médecine aussi bien
« qu'en Chirurgie. »

### A l'hôpital de Takoiéddia-Pacha,

Ouvert à Constantinople, le 1ᵉʳ février 1878.

*M. le Dʳ Alexandre BERMOND, délégué par la So-
ciété de secours aux blessés du Croissant rouge,
vient d'adresser la note suivante :*

Dans l'hôpital de Takoiéddia-Pacha, ouvert aux ré-
fugiés par suite de la guerre de Turquie, il m'a été
possible de soigner seulement quelques *congélations
des pieds et une carie du calcanéum*, avec le vinaigre
antiseptique de Pennès, mon service n'étant pas du
ressort de la chirurgie.

Deux congélations ont été traitées comparativement
avec de la poudre de quinquina et trois avec le vinaigre de Pennès, coupé des trois quarts d'eau ; ces
trois derniers cas ont pris immédiatement une marche
décidée vers la guérison. L'aspect des plaies, qui au

début du traitement était blafard, a changé dès le lendemain ; *les escharres se sont détachées au cinquième jour et au quinxième jour tout était cicatrisé ;* tandis que les cas traités avec le quinquina ne paraissaient pas près de guérir.

La *carie du calcanéum existait depuis trois mois,* par suite d'un coup de lance reçu au bas de la jambe. Le pus ayant fusé le long de la gaine des tendons extenseurs avait produit sous le calcanéum un abcès qui avait fini par s'ouvrir à la plante du pied, par un trajet fistuleux dans lequel on passait aisément le doigt, et par lequel on pouvait constater l'état du calcanéum dont la surface était molle et fongueuse. Il s'échappait par ce trajet une quantité considérable de pus. Cette évacuation affaiblissait le malade. Le pied était très-tuméfié, mais peu douloureux. Des injections avec le vinaigre pur de Pennès, faites deux fois par jour et des cataplasmes, ont pu, en deux jours, faire disparaître l'abondance de la sécrétion et la tuméfaction du pied. La plaie a pris un aspect rose, et au bout de quelques jours, on voyait le fond de la plaie se couvrir de bourgeons charnus et vigoureux, ne donnant lieu qu'à très-peu de suppuration : après l'injection pure, il survenait une douleur comparable à celle d'une brûlure légère, et le pied restait douloureux pendant une demi-heure, puis tout rentrait dans l'ordre.

Dans quelque temps, j'espère pouvoir envoyer le résultat des expériences faites avec ce même vinaigre par un médecin anglais, attaché ici à un hôpital militaire turc.

## Chancres guéris par le vinaigre Pennès,

*Observations données par M. le D<sup>r</sup> MALLEZ, professeur libre des maladies des voies urinaires, à Paris.*

I<sup>re</sup> *Obs.* — C. I..., 24 ans, soldat au X... régiment d'artillerie, caserné à l'École-Militaire, se présente le 28 mai dernier à notre clinique. Il porte sur le gland, au niveau de la couronne, une ulcération unique, arrondie, à fond grisâtre, lardacé, d'où s'écoule un liquide sanieux peu abondant, à bords saillants, mais non taillés à pic, et reposant sur une base *manifestement indurée.*

Cette ulcération, peu douloureuse, date de vingt-cinq jours environ; elle a les dimensions d'une pièce de 50 centimes et est survenue quatre à cinq semaines après le coït infectant. Elle coïncide avec la présence dans la région inguinale, des deux côtés, d'un chapelet ganglionnaire parfaitement caractérisé. Pas d'adénopathie cervicale.

On prescrit, comme moyen local, une application de charpie recouverte de poudre d'iodoforme. Pas de traitement général.

Le 1<sup>er</sup> juin, le malade se présente de nouveau à la consultation. Aucune amélioration notable n'étant survenue dans l'état de l'ulcération, on dirige, séance tenante, au moyen d'un appareil approprié, un jet très-finement pulvérisé de *vinaigre antiseptique de Pennès,* sur la solution de continuité. Tout autre traitement est suspendu.

4 juin. — L'ulcération a notablement diminué d'étendue. Tout à l'entour, on constate une ligne violacée qui indique que le petit ulcère est en voie de

réparation. Nouvelle injection sur la plaie de liquide antiseptique.

6 juin.—La cicatrisation continue de faire des progrès rapides. Le fond de la plaie est maintenant à peu près à la même hauteur que les bords, il ne donne plus lieu qu'à une sécrétion extrêmement peu abondante, nulle pour ainsi dire. Même traitement.

8 juin. — La plaie est à peu près fermée. Nouvelle injection de vinaigre de Pennès.

18 juin. — La guérison est complète. On ne trouve plus dans la rainure glando-préputiale qu'une cicatrice violacée et une induration très-légère qui indiquent seules la place précédemment occupée par le chancre.

II Obs. : T. E... Il présente à la verge trois petites ulcérations dont il a constaté la présence, pour la première fois, trente-six heures environ après avoir pratiqué le coït. Ces ulcérations siègent sur la muqueuse balano préputiale, au niveau du sillon situé derrière le gland, à la face dorsale de la verge. Actuellement, leurs dimensions varient de la largeur d'une lentille à celle d'une pièce de monnaie de vingt centimes, elles sont arrondies ; à bords nettement taillés à pic ; un peu renversés en dehors et décollés dans une petite étendue ; à fond grisâtre sécrétant un pus assez abondant, bonne nature ; à base molle. Ces ulcérations sont douloureuses spontanément et surtout au contact de la charpie, lorsque le malade renouvelle son pansement. Il n'y a pas d'adénite inguinale.

Le diagnostic porté est celui-ci : Chancres mous de la muqueuse balano préputiale.

Le jour même de la visite du malade, 18 juillet 1877,

on dirige sur chaque plaie un jet finement pulvérisé de vinaigre antiseptique de Pennès en prescrivant, pour tout pansement une simple application de charpie entre le prépuce et le gland. On conseille au malade de revenir exactement tous les jours à la consultation.

19 juillet. — On constate dès le lendemain même que la fausse membrane qui tapissait le fond de chacune des petites ulcérations commence à se détacher. Le chute de l'eschare est même complète sur l'une des plaies. Nouvelle injection de vinaigre antiseptique.

20 juillet. — Les fausses membranes n'existent plus. Le fond des chancres est rose et a pris l'aspect d'une plaie simple. Même traitement.

21 — Les bords précédemment tumifiés et rouges commencent à s'effacer ; ils se recollent et se mettent à niveau avec le fond des ulcérations.

22 — Les plaies diminuent d'étendue; elles s'entourent d'un petit cercle de tissu cicatriciel qui indiquent le commencement du travail de réparation. On continue les injections de vinaigre Pennès.

23 — L'une des ulcérations est presque complétement cicatrisée. Toujours même traitement.

25 — Le cicatrisation est complète pour deux plaies. La troisième, la plus étendue, n'offre plus qu'un point, de la grosseur d'un grain de chénevis, non encore reparé.

29 — On ne trouve plus, à l'endroit, précédemment occupé par chaque chancre, qu'une cicatrice un peu déprimée mais très-apparente.

Plusieurs autres observations ont été recueillies dans la même clinique, en présentant des résultats satisfaisants.

# NOTES


PRÉSENTÉES PAR L'AUTEUR

POUR SERVIR

## AUX APPLICATIONS HYGIÉNIQUES

----

D'après ce qu'on vient de lire, il me sera permis de dire aujourd'hui que ce nouveau liquide antiseptique, préparé et offert pour répondre principalement aux précautions voulues par les temps d'épidémies, peut s'employer tous les jours avec de grands avantages, au point de vue de l'HYGIÈNE PUBLIQUE, en suivant la méthode indiquée ci-après, car son *odeur balsamique* et son *innocuité* le distinguent de plusieurs autres liquides qui sont offerts également comme antiputrides, antiseptiques et antiépidémiques, sans avoir subi des épreuves aussi décisives et aussi variées.

Le *Vinaigre de Pennès*, EMPLOYÉ DANS L'ÉTAT OU IL EST PRÉSENTÉ, peut être distribué dans des assiettes et autres vases, ou bien, ce qui est préférable, il doit être répandu en poussière dans les endroits les plus cachés aussi bien que dans les milieux habités, à l'aide du petit appareil simple et économique, dessiné à la fin de cette notice, afin qu'il puisse s'évaporer et se combiner avec l'air plus ou moins pur, qui est respiré dans les *ambulances*, les *infirmeries*, les *lazarets*, les *salles de malades* ou bien dans les *ateliers de boucheries*, de *charcuteries*, de *tanneries*; dans les dépôts de *gibiers*, de *poissons*, de *volailles*; dans les *laboratoires, les manufactures, les usines, où les matières animales sont mises en œuvre*; enfin, *dans tous les locaux tels que, casemates, casernes, dortoirs, entreponts de navires de guerre ou d'émigration, estaminets, etc., où peuvent se trouver exhalées et accumulées des vapeurs organiques susceptibles de se décomposer en donnant naissance à des émanations putrides et à des ferments toxiques*, surtout pendant les chaleurs et pendant les épidémies, ainsi que cela a été vu malheureusement trop souvent. Ce même liquide, dirigé avec le même appareil pulvérisateur, sur un point déterminé où se tiendraient cachés des insectes incommodes ou nuisibles, produirait les effets d'un insecticide, ainsi que cela a pu se vérifier sur des arbres et des plantes devenus malades par le fait de l'agglomération ou la prise de possession d'animalcules et même de sporules, s'y développant dans les conditions du parasitisme.

Le *Vinaigre de Pennès*, appliqué sur les lèvres d'une plaie saignante, coagule l'albumine, remplace ainsi le nitrate d'argent ou le perchlorure de fer et permet d'atteindre le but qu'on se propose en arrêtant une hémorrhagie; introduit également pur dans les *piqûres virulentes et morsu-*

*res vénimeuses*, aussitôt qu'elles viennent de se produire, il peut remplir l'office d'un caustique léger, qui ne déforme pas les tissus et qui a la propriété de prévenir le danger de l'inoculation, en *permettant d'attendre les soins d'un médecin*, mais dans ce cas, il faut agir rapidement et avoir la précaution d'écarter les bords de la blessure à l'aide d'un canif. Il faut espérer que les anatomistes, les chasseurs, les cultivateurs, les employés des abattoirs et des ménageries, les militaires, les naturalistes, les paysagistes et les touristes, qui se trouvent si souvent exposés aux accidents de cette nature, ne voudront pas oublier de porter sur eux ce liquide *antiseptique*, *hémostatique* et *neutralisant*, renfermé dans un très-petit flacon, bouché avec un tube de verre allongé et protégé par un étui en bois ou en cuir.

Le *Vinaigre de Pennès*, étendu dans 30 à 40 fois son volume d'eau, s'émulsionne, autrement dit, il prend l'aspect d'un liquide laiteux et peut servir utilement pour laver et désinfecter les linges du corps ou du lit, les meubles, les vêtements, les ustensiles et les mains, qui ont été touchés par des malades atteints de *maladies contagieuses, infectieuses et épidémiques*.

Le *Vinaigre de Pennès*, étendu dans 50 à 80 fois son volume d'eau (une cuillerée à café ou à dessert pour un demi-litre d'eau), est préconisé pour les bains locaux, pour les gargarismes, les injections, les compresses et les lotions les plus variées et les plus délicates du corps, parce qu'il *assainit et modifie toujours les sécrétions des muqueuses, rafraîchit et raffermit les chairs, en leur communiquant une odeur des plus agréables;* employé dans ces conditions, surtout par les femmes, qui sont torturées par le PRURIT VULVAIRE, il calme les démangeaisons, souvent très-incommodes, qui se font sentir parce que la peau est irritée par l'âcreté du sang, l'alcalinité de la sueur, les pertes blanches, ou bien encore, par la présence d'oxyures et autres *animalcules parasitaires.* Le quart d'un flacon pour un bain de pieds; un demi-flacon pour un bain de siége; un à deux flacons pour un bain de corps sont employés avec succès par les personnes qui sont incommodées par une transpiration trop abondante et qui ont le désir de tonifier et vivifier la peau. C'est à ces propriétés spéciales qu'il faut attribuer la préférence que les dames lui accordent sur tant d'autres liquides plus ou moins aromatiques, plus ou moins goudronnés.

Le *Vinaigre de Pennès,* EMPLOYÉ TRÈS-ÉTENDU D'EAU, convient parfaitement pour les ablutions mises en pratique chaque jour par toutes les personnes qui aiment à suivre les *préceptes ordinaires de l'hygiène et surtout par celles qui sont appelées à donner leurs soins ou à faire des pansements et des visites aux malades.* Vingt à quarante gouttes versées dans un quart de verre d'eau, servent à laver les mains, la gorge, les narines aussi bien que le visage pour faire disparaître tous les *ferments morbides ou animalcules microscopiques* qui pourraient s'y trouver attachés.

Ce liquide hygiénique, affaibli avec les proportions d'eau qui se trouvent désignées ci-dessus, pourra donner aux fumeurs de tabac la facilité de pouvoir se gargariser pour conserver la fraîcheur naturelle de l'halcine et de se préserver des aphthes qui les incommodent si souvent.

Les lecteurs de cette notice comprendront bien comment j'ai voulu m'étendre sur les indications qui précèdent, lorsqu'ils sauront que mes études et mes recherches ont toujours été dirigées du côté des applications de l'HYGIÈNE PUBLIQUE.

Ils comprendront également que les prescriptions thérapeutiques de ce même produit doivent être réservées à l'appréciation des médecins, qui ont qualité et science pour juger de son efficacité et de son utilité comme médicament.

Le 16 avril 1878.

L'appareil dessiné ci-dessous est destiné à réduire en poussière le **Vinaigre de Pennès**: Il suffit pour s'en servir de pratiquer une pression intermittente sur la boule de caoutchouc. Préalablement, il faut porter le tube mobile qui se trouve attaché au bouchon, sur l'ouverture du flacon et l'y fixer sans

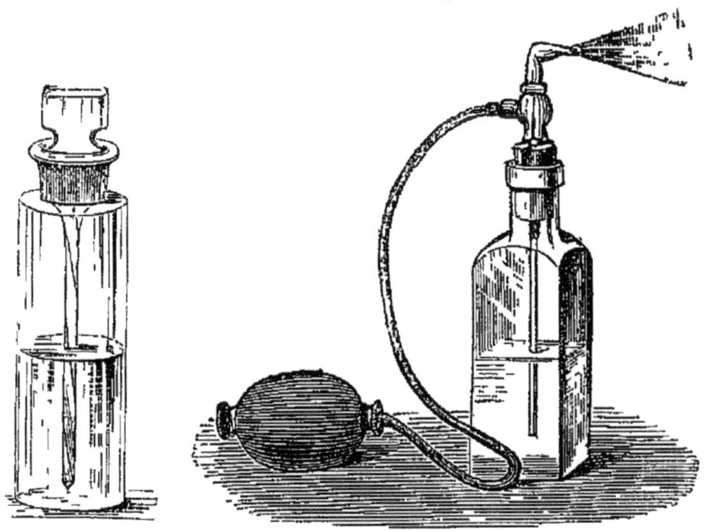

Flacon de poche.    Pulvérisateur.

pression pour que le déplacement du liquide se fasse librement. Si les extrémités du tube venaient à s'engorger, il suffirait d'y passer quelques gouttes d'alcool, ou bien la pointe d'une aiguille pour assurer le libre passage. Les tubes cassés sont remplacés en s'adressant directement à la fabrique, rue de Latran, 2, ou rue des Écoles, 49, à la pharmacie Pennès et Pelisse.

PARIS. — IMP. V. GOUPY ET JOURDAN. RUE DE RENNES, 71.

# AVIS ESSENTIEL

Pour ÉVITER LES CONTREFAÇONS ET IMITATIONS FRAUDULEUSES DE CE PRODUIT, il faut exiger que le goulot de chaque flacon ou litre, soit revêtu du cachet de garantie, reproduit ci-contre, sur lequel sera apposé le *timbre de l'État français* et la signature suivante. Ce vinaigre étant très-alcoolique, ne devra jamais être placé et répandu près du feu ou d'une bougie allumée.

Prix : le Flacon, 2 fr. — Le Litre, 12 fr.
Le Flacon de poche dans son étui, 2 fr. 50 c.
6 litres réunis pour embaumement, 60 fr
Le Pulvérisateur  6 fr

## MANUFACTURE ET VENTE EN GROS :
## RUE DE LATRAN, 2
DÉTAIL :
Rue des Écoles, 49, PARIS

## DÉPOT DANS LES PHARMACIES
### LES MAISONS DE DROGUERIES
*Ou se trouve déjà le Sel stimulant et reconstituant de Pennès, préconisé avec tant de faveur par un très-grand nombre de Médecins.*